AF296183

LAS AGUAS ARSENICALES

DE

LA BOURBOULE

POR

El Doctor E. F. CHRISTIN

DE LA FACULTAD DE PARIS
EX-AYUDANTE PREPARADOR DE LA FACULTAD
MÉDICO CONSULTATIVO EN LA BOURBOULE

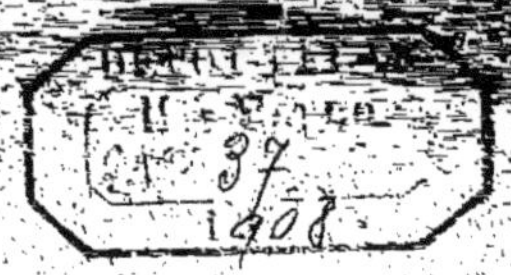

PARIS

G. STEINHEIL, ÉDITEUR

2, RUE CASIMIR-DELAVIGNE, 2

1908

LA BOURBOULE

PUY-DE-DOME

FRANCIA

OBRAS DEL MISMO AUTOR

Albuminurie et menstruation. Th. Paris, 1905.

La cure arsenicale de la Bourboule, G. Steinheil, éditor, Paris, 1906.

Arsenical cure to the Bourboule. London, 1906.

Traitement du coryza chronique chez les enfants scrofuleux à La Bourboule. *Le Progrès Médical,* mars 1907, Paris.

The cure of cronic Coryza of scrofulous children at « La Bourboule ». *The British Journal of Children's diseases,* London, April 1907.

La cure arsenicale et d'altitude pour les enfants tuberculeux et nerveux. *Le médecin praticien,* Paris, Mars 24/1908.

Weak nervous Chrilden and Arsenic. *The British journal of Çhrilden's diseases.* London, 1908.

LAS AGUAS ARSENICALES

DE

LA BOURBOULE

POR

El Doctor E. F. CHRISTIN

DE LA FACULTAD DE PARIS

EX-AYUDANTE PREPARADOR DE LA FACULTAD

MÉDICO CONSULTATIVO EN LA BOURBOULE

PARIS

G. STEINHEIL, ÉDITEUR

2, RUE CASIMIR-DELAVIGNE, 2

1908

LAS AGUAS ARSENICALES

LA BOURBOULE

LA BOURBOULE

La Bourboule es una bonita villa situada en medio de un ancho valle cruzado por el rio Dordogne, está protegida de los vientos del norte por la cadena de los montes Dore, que se extienden en la dirección del sur, lo que explica el clima suave y agradable de este sitio, apesar de su altura de 846 metros sobre el nivel del mar.

La Bourboule que hace 25 años era una humilde aldea dependiente de la comuna de Murat-le-Quaire, es actualmente una pequeña ciudad confortablemente instalada.

El agua potable, que proviene de las fuentes situadas en las alturas de Bozat, de 1.300 metros esta distribuida abundantemente por toda la ciudad. El gasto diario es proximamente 5.700 metros cubicos.

La luz electrica instalada en toda la ciudad y que se encuentra hasta en las mas modesta viviendas, asegura un alumbrado agradable é higiénico.

Numerosos trenes ponen el Balneario en comunicación con Clermont-Ferrand y todas las lineas del ferro-carril de Paris-Orléans.

Mas de 150 hoteles y pensiones de familia ofrecen al

bañista una permanencia confortable, mediante una retribución que oscila entre 5 y 20 francos diarios.

Numerosas excursiónes pueden hacerse en las immédia ciónes ; entre ellas citaremos, la Roche-Vendeix y el bosque de Bozat, las aldeas de Saint Sauves, Liornat y Murat-le-Quaire, las preciosas cascadas de la Vernière, el monte Doré, el lago de Guery y cien mas.

Todas estas excursiones faciles sea apié, a caballo ó en coche permiten al bañista seguir el tratamiento gozando de las bellezas que le ofrecen los sitios de los alrededores .

Los bosques de pinos y las praderas que cubren las montañas ofrecen en abundancia al bañista el aire puro y vivificante que busca, y que es, en cierto modo el coadyuvante y el complemento de la cura Hidro-Termal.

Despues de esta sumaria descripcion, abordaremos la parte verdaderamente importante de este pequeño trabajo : la parte medica.

Examinaremos las substancias Quimicas que entran en la composición de las aguas de la Bourboule ; enumeraremos las diferentes enfermedades que son beneficiadas por el tratamiento de las aguas y haremos una rapida exposición del método generalmente empleado.

— Se comprenderá facilmente que este ultimo punto deberá ser muy sucinto, porque cada enfermo necesita un tratamiento particular que no puede ser definido sino en el momento de su aplicación.

FUENTES Y ANÁLISIS

Las aguas de la Bourboule son las termales mas ricas en arsenico, conocidas en Francia y tal vez en Europa.

— La Bourboule posée siete fuentes de aguas minerales, de las cuales dos solamente, las de Choussy y Perrière son actualmente utilizadas bajo el punto de vista medico.

Estas dos fuentes tienen una alta temperatura, $+ 60°$ en su nacimiento y $+ 59°$ en el punto de Salida; razon por la cual se utilizan igualmente las aguas de las fuentes Fenestre 1 y Fenestre II que solo tienen una temperatura de 19, para obtener una temperatura conveniente en el agua destinada a los baños y duchas.

Las fuentes de Choussy-Perrière producen diariamente 460.000 litros, pudiendo bastar por ellas solas a todas las necesidades.

Una nueva fuente, Croizat, tan rica en arsenico como la anterior, pero mucho mas fuertemente clorurada, servirá dentro de poco para la medicación infantil.

ANALISIS DE LA FUENTE CHOUSSY-PERRIÈRE

Analisis hecho por los Señores Jules Lefort y Bouis, miembros de la Academia de Medicina y publicado en el informe del Señor Poggiale, el 18 de Marzo de 1878.

Analisis Elemental

Residuo salino por litro .	4.938
Arsenico métalico. . . .	0.00705
Acido carbonico libre y convinado	1.7654
Acido Clorhidrico	1.8517
— Sulfurico	0.1175
— Arsenico	0.01081
— Silicilico	0.1200
Soda	2.4121
Potasa	0.1025
Litina	indicada
Cal	0.0739
Magnesia	0.0135
Alumina	indicios
Peroxido de hierro	0.0021
Oxido de manganeso . . .	trazas
Materia organica	indicios
	6.46951

Composicion hypotetica deducida del analisis

Arsénico métalico	0.00705
ó acido arsenico	0.01081
ó Arseniato de soda del codex	0.02847
Acido carbonico libre . .	0.0518
Clorure de Sodio	2.8406
— Potasio	0.1623
— Litio	indicado
— Magnesio . . .	0.0320
Bicarbonato de Soda . . .	2.8920
— Cal	0.1905
— Magnesio . . .	» »
— protóxido de hierro . . .	» »
Sulfato de soda	0.2084
Peroxido de hierro	0 0021
Oxido de manganeso . . .	indicios
Acido silicico	0.1200
Alumina	indicios
Materia organica	indicios
	6.4997

Temperatura, + 59° centigrados.

ANALISIS DE LA FUENTE CROIZAT EN EL SALON DE MIRABEAU

Agua mineral bicarbonatada clorurada sodica-arsenical. Analisis hecho por M. A. Carnot, inspector general de minas, director de la oficina de ensayo.

Analisis Elemental.

Acido carbonico libre.	0 gr.	681
» » de los .		
Bicarbonatos.	1	8170
» Clorhidrico. . .	3	5167
» Sulfurico. . . .	0	2315
» Azótico.	nada	
» Arsénico	0	0095
Silice.	0	1098
Protoxido de hierro .	trazas sens.	
Cal.	0	2470
Magnesio.	0	0587
Litina	0	0055
Potasa	0	1952
Sosa	3	9520
Amoniaco.	trazas	
Materias organicas .	trazas	
Total	10 gr.	8241
Extracto seco a 180 grados.	8 gr.	2236

Composicion hipotética.

Acido carbonico libre .	0 gr.	6812
Bicarbonato de cal . .	0	6351
» magnesia .	0	1878
» hierro. . .	trazas	
» potasa. . .	0	3775
» sosa. . . .	1	8754
» litina . . .	0	0216
Cloruro de sodium . .	5	6363
Sulfato de sosa. . . .	0	4109
Arseniato de sosa. . .	0	0171
Cloruro de Amonio . .	trazas	
Materias orgánicas . .	trazas	
Total	9 gr.	8429

Temperatura + 47º 5 centigrados.

Por estos dos analisis, puede claramente verse que las aguas de la Bourboule contienen la mas notable mineralización : 28 miligramos de Arseniato de Sosa por litro, lo que equivale á 21 gotas de licor de Fowler.

Además, se vera que en las aguas mencionadas el arsenico

se encuentra en contacto con dos agentes quimicos de poten-
cia asimilatriz incontestable ; el bicarbonato de sosa y el cloruro de sodium.

Gracias a estos dos agentes el arsenico penetra en el organismo bajo su forma natural, con mucha mas seguridad y con
una elicacia mas evidente que bajo sus diferentes formas
farmaceuticas.

MANERAS DE APLICACIÓN DE LAS AGUAS
DE LA BOURBOULE

Uso externo.

Baños. — Los baños se toman á una temperatura que varia entre 30 y 37 grados, y su duración cambia entre 20 y 45 minutos.

Duchas. — Se toman de diferentes modos segun las indicaciónes del tratamiento, y pueden ser generales ó parciales.

Masages bajo ducha. — Un personal convenientemente instruido y aparatos especiales permiten obtener un gran beneficio siguiendo esta clase de tratamiento.

Uso interno.

Inhalaciónes. — El sistema de inhalaciónes es particular a nuestro balneario. Sobre ello citaremos un extracto del trabajo del Doctor Sersiron.

« El agua termal no es vaporizada por la ebullición ; no es como en los otros balnearios lamida en un aparato por una corriente de vapor ordinario que lleve con sigo una pequeña cantidad, ésta es pulverizada bajo una presión de cien admosferas y sus emanaciónes, extienden por todas partes las propiedades curativas de las sales que contiene » (1).

Si admitimos, de una manera optimista que en un metro cubico de vapor de inhalacion tal como se optiene de los aparatos ordinarios, se encuentran solamente media parte de los principios medicamentosos, el enfermo que haya soportado treinta minutos de inhalación en la Bourboule, obten-

(1) Dr Sensimon, *La cure arsenicale à la Bourboule,* Paris 1905.

drá mayor provecho que aquel que à permanecido una hora en igual tratamiento de diferente balneario.

Además. los baños de pies, sirven para descongestionar al enfermo al mismo tiempo que las inhalaciónes. Se comprenderá facilmenté que es preferible impedir que se produzca la congestión, que aguardar que se lleve a cabo para remediarla. Asi lo dice aún el Doctor Sersiron (1). « La diferencia entre las inhalaciónes en la Bourboule y las de otro balneario deberia ser lo que la inyección hipodermica es á la cápsula medicamentosa. »

No insistiemos sobre esto, pero era util evidenciarlo porque este nuevo metodo de inhalaciónes coloca á la Bourboule a la cabeza de los balnearios de Francia.

Humages. — Varias salas especiales estan dispuesta para este género de tratamiento que se hace, sea a la escudilleta, sea al cedazo ; gracias á una serie de aparatos, debidos, igual que los aparatos de inhalación à la magistral ejecución de M. Michel ingeniero de la Compañia.

Bebida. — El agua de la Bourboule, clara, limpida, ligeramente opalina es muy bien soportada por todos. Las dosis deberan ser indicadas por un médico competente, pues varian segun la edad, la constitución, la permeabilidad renal, etc...

Después de esta rapida exposición de los diferentes modos de aplicar las aguas de la Bourboule ; expondremos brevemente los efectos del tratamiento en las numerosas enfermedades que son curadas en nuestro balneario.

Esta descripción, será forzosamente muy limitada ; pero creemos que bastará para fijar las ideas é indicar á grandes rasgos, al médico practico los felices resultados que podrá obtener de nuestro tratamiento arsenical.

(1) Texto citado.

ENFERMEDADES TRATADAS EN LA BOURBOULE

Vias respiratorias.

NARIZ. — LARINGE. — FARINGE

Los laringologistas estan actualmente de acuerdo sobre el siguiente hecho : que el mejor tratamiento de las enfermedades de la región naso-fàringea y de la laringe es la inhalación y la absorción de aguas alcalinas y arsenicales.

Este tratamiento previene las inflamaciónes en los sujetos dispuestos a ellas y evita las recaidas y la cronicidad de estas enfermedades.

La fatiga y el relajamiento de las cuerdas bocales, tan frecuentes en los oradores y cantantes ; encuentran en el tratamiento arsenical un precioso remedio.

Bronquitis cronica y enfisema (Consecuencias de la Pleuresia o de la Neumonia).

En toda sestas afecciones de justifica el tratamiento de las aguas de la Bourboule : sobre todo, en la enfisema que se produce en los neuroartriticos y en los individuos que padecen de bronquitis crónica ; es un hecho notorio que el enfermo que ha sido atacado de una neumonia ó de una pleuresia durante el invierno, vea por el tratamiento arsenical aumentar su capacidad pulmonar, los sudores y el malestar desaparecer y notar al mismo tiempo mas resistencia al frio en los meses que siguen. El agua arsenical penetra por la inhalación hasta las mas internas ramificaciónes bronquiales, llevando a los tejidos pulmonares la fuerza y suavidad y elimina de la mucosa bronquial las mucosidades inflamatorias.

Tuberculosis pulmonar.

Los pretuberculosos, los tuberculosos en primer grado, y en una palabra, todos aquellos para quienes la sobre alimentación es necesaria, deberán venir a la Bourboule. Bajo la influencia del tratamiento arsenical el paciente vé que sus fuerzas vuelven, su apetito aumenta lo mismo que su peso ; los sudores des aparecen y los análisis de la orina demuestran que la cantidad de uréa y de cloruros se aumentan, mientras que los fosfatos y el acido urico disminuyen indicando una asimilación mas completa de los principios alimenticios ingeridos.

Además de estas modificaciónes de orden puramente general, las inhalaciones dan al parenquima pulmonar gran fuerza de resistencia contra la invación microbiana, facilitandolos fenómenos de la ósmosis.

ADENOPATIAS. — TRAQUEO-BRONQUIALES.

Estas afecciones que sobrevienen casi siempre á concecuencia de las enfermedades de la nariz, de la garganta, de los bronquios, y principalmente de la tuberculosis pulmonar exijen unicamente el tratamiento de la Bourboule.

Tuberculosis ganglionar.

ARTICULAR. — OSEA.

El tratamiento general de la Bourboule se aplica por todas las razones enunciadas á las diferentes manifestaciónes del bacilo de Koch. La prueba mas convincente de esto es la mejoria constante que se nota en los enfermos que siguen el tratamiento termal.

Escrofula. Linfatismo.

CLORISIS. — ANEMIA. — NAURASTENIA.

Todas esta enfermedades ó mejor dicho estos estados morbidos reportan gran beneficio de una permanencia en la Bourboule. El tratamento arsenical y termal exitan la nutrición y facilitan los cambios. El aire vivificante y la calma de la montaña agregan su acción benefactora à aquella del arsénico.

La Bourboule es sobre todo el balneario indicado para los niños nerviosos para quienes las brisas del mar son malsanas y que sinembargo necesitan aire puro y régimen clorurado.

Diatesis.

DIABETIS

Sin querer describir las diferentes formas de diabetis, su evolución y los trastornos funcionales que las acompañan, trabajo muy conciderable para darle cabida en este opúsculo, nos limitaremos a considerar esta enfermedad bajo un punto de vista general, y en sus relaciónes con el tratamiento hidrotermal de la Bourboule. Segun Gubler, Gueneau de Mussy, Proust, Robin, Jaccoud. Huchard y varios otros que han estudiado las propiedades del arsénico sobre los cambios nutritivos de los individuos diabeticos, lo recomiendan como el mejor tratamiento. El tratamiento arsenical disminuye las pérdidas azoadas y fosfatadas y reduce las oxidaciónes ; es por consiguente indicado en la diabetis con azuturia, fosfaturia y en los individuos en quienes la polifagia no compensa las perdidas.

Se notan igualmente grandes mejorías en el estado general de los enfermos que han seguido el tratamiento de las aguas de la Bourboule ; la sed y la sequedad de la boca disminuyen, el sueño es mas tranquilo, el apetito aumenta y las fuerzas vuelven ; en una palabra se vé operar en los enfermos una transformacion análoga á la descrita á proposito de los tuberculosos y anemicos.

REUMATISMO.

Hemos visto que el agua de la fuente Choussy-Perrière tiene una temperatura de + 60° en el nacimiento y de + 59° en su punto de salida, que contiene una fuerte proporción de sales de soda y de potasa, y que, en concecuencia est á indicada para mejorar los reumatismos, crónico y nudoso.

ENFERMEDADES DE LA PIEL

Se dice que los baños de la Bourboule « son sedativos, cataplasmantes y cicatrizantes ; que no actúan como los modificadores y reductores enérgicos pero preparan la piel para soportarlos » Bajo su influencia, antes que la acción general se produzca se ven casi tiempre desaparecer las lesiones superficiales y profundas con una rapidez asombrosa (1).

(1) *Index medical des stations thermales de France*, Paris, 1903.

Se nota, en efecto, que el enfermo atacado de una afección cutanea que no puede soportar un baño ordinario, apesar de ser corto ; soporta muy bien los baños en la Bourboule, obteniendo una considerable mejoria.

Deberán enviarse a la Bourboule los enfermos atacados de las afecciónes seguientes :

Afecciónes pruriginosas.

» linfático-escrofulosas.

Furonculósis.

Acné.

Afecciónes sifiliticas.

Los excemas y las soriasis. Para terminar citaremos el notable informe del Dr. Vérité á la sociedad de Hidrologia.

1° El escema y la soriásis son maravillosamente tratados en la Bourboule.

2° El escema dartroso y simetrico es bajo su influencia ventajosamente modificado ; muy frecuentemente se obtiene la curación de las erupciónes.

3° El escema artritico desaparece con menos rapidez.

4° La soriasis herpetica y la soriasis artritica presentan la misma graduación del escema en los efectos del tratamiento.

El profesor E. Gaucher, medico del hospital san Luis de Paris ha dicho en sus lecciónes clínicas. Yó envio siempre à la Bourboule à los enfermos atacados de soriasis, pues en ese balneario pueden ádemas de los baños, beber el agua y absober asi una cierta cantidad de arsénico. El agua de la Bourboule es para la soriasis una *verdadera agua medicinal.*

El mismo profesa la misma opinión para el tratamiento del *lichen planus* ; el tratamiento interno, dice, es muy simple y no comprende sino un solo medicamento que es el arsénico (1).

(1) *Traité des maladies de la peau* ; del profesor GAUCHER, Paris, 1895.

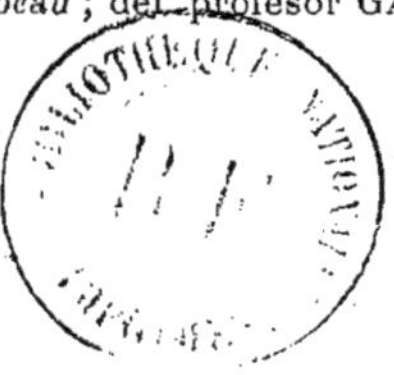

LA BOURBOULE PARA LOS NIÑOS.
Y JOVENES. EL BUEN AIRE.

La Bourboule es el sitio indicado para los niños débiles y nerviosos, para quienes las brisas del mar son demasiado fuertes. Ellos encontrarán en el tratamiento hidro termal, el agente poderoso y activo que dará desarrollo á su organismo. El agua de la Bourboule contiene, en efecto 2 gr. 80 de Cloruro de sodio y 0, 028 miligramos de Arseniato de sosa y es, por consiguiente el tratamiento indicado para los hipernerviósos de cualquier edad que no pueden soportar las brisas marinas. Estos enfermos podrán, además gracias al ferrocarril funicular transportarse rapidamente a la planicie de Charlannes 1100 à 1200 metros de altura situada en medio de un maravilloso bosque de pinos y de cedros que cubren las montañas.

Este sitio ha venido a ser el punto de reunión de todos los niños principalmente durante las cálidas horas del medio dia. Alli pueden jugar con toda seguridad, respirando un aire vivificante y sano, mas fresco que el del valle.

De este punto culminante, la vista se extiende hasta las montañas del Cantal mostrando un grandioso panorama. Un hotelito confortable instalado en ese sitio permite una comoda permanencia a los enfermos que necesitan seguir el tratamiento del aire puro.

CONTRA-INDICACIÓNES

No hemos querido indicar que en todos los casos ante-
rióres debera enviarse a los enfermos á seguir un tratamiento
en nuestro balneario. Tal no es nuestra idea pues hay cier-
tos sujetos que no deberàn venir à nuestras montañas.

Tales son :

1° Los que sufren de afecciónes agudas que podian agra-
varse por el rapido cambio de condiciónes higiénicas ;

2° Los tuberculosos abiertos ó congestivos :

3° Los enfermos atacados de lesiónes cardiacas insuficien-
temente compensadas ; y, en una palabra, todos aquellos
para quienes un aire mas puro, una asimilación nutritiva
mas activa, cambios celulares mas rápidos ó una circulación
mas activa podrian ser causa de accidentes.

Imp. J. Thevenot, Saint-Dizier (Haute-Marne).

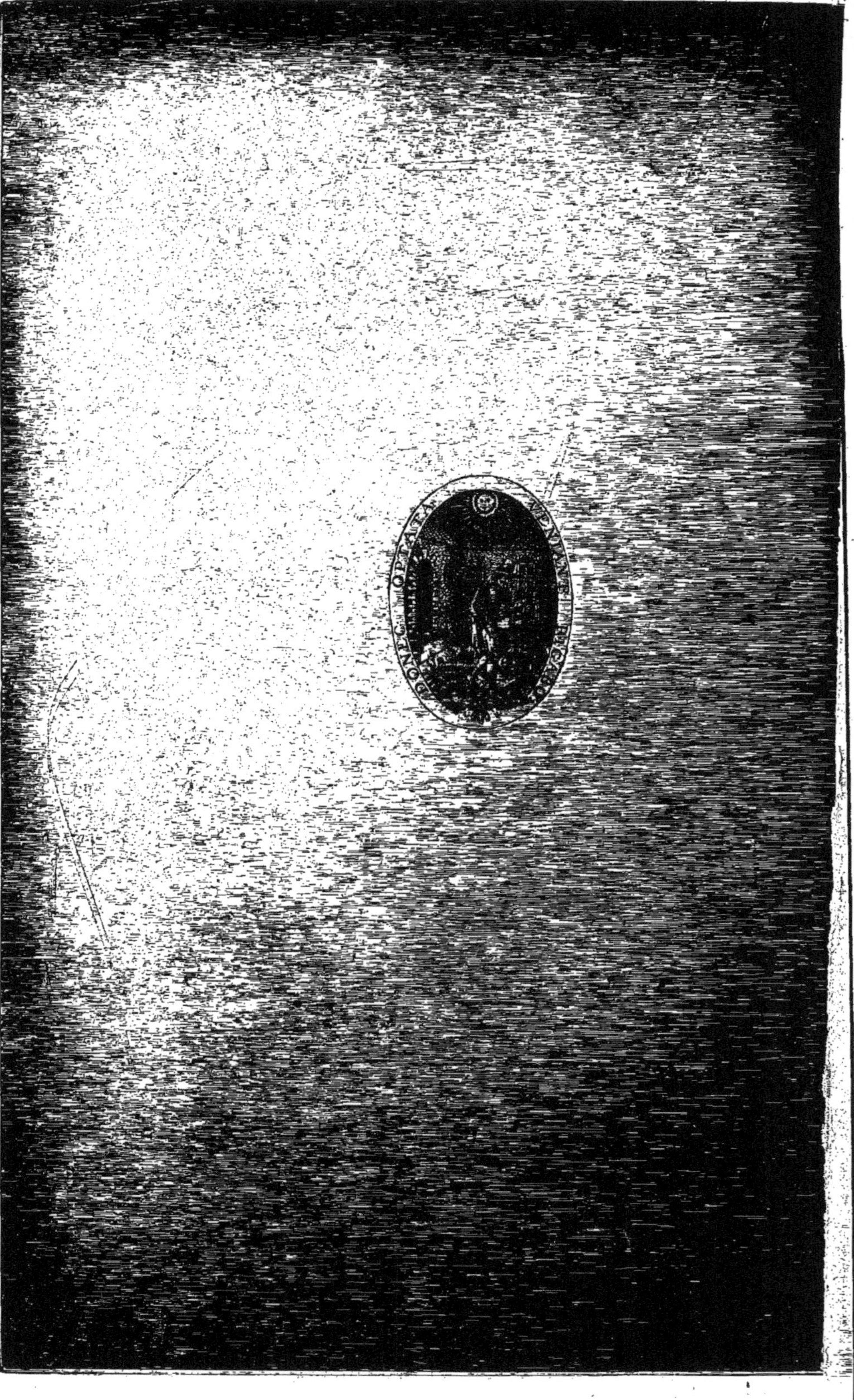